Vinej Somaraj

Tratamento Restaurador Atraumático

Vinej Somaraj

Tratamento Restaurador Atraumático

ScienciaScripts

Imprint

Cover image: www.ingimage.com

This book is a translation from the original published under ISBN 978-620-2-02575-1.

Publisher:
Sciencia Scripts
is a trademark of
Dodo Books Indian Ocean Ltd. and OmniScriptum S.R.L publishing group

120 High Road, East Finchley, London, N2 9ED, United Kingdom
Str. Armeneasca 28/1, office 1, Chisinau MD-2012, Republic of Moldova, Europe
Printed at: see last page
ISBN: 978-620-7-78063-1

ÍNDICE

INTRODUÇÃO

A cárie dentária é a doença oral mais disseminada no mundo, mas tende a não ser tratada em comunidades carenciadas, tanto nos países em desenvolvimento como nos países industrializados. Estas populações carenciadas recebem principalmente extracções quando procuram cuidados dentários; não recebem obturações para as cáries quando podem consultar um dentista.

No século XX, a explosão de conhecimentos teve lugar em todos os domínios, incluindo a medicina dentária. Isto resultou na invenção de equipamento de última geração que só pode ser adquirido a custos exuberantes. Como o custo dos procedimentos de diagnóstico está a aumentar e são adquiridos equipamentos dispendiosos para o tratamento, estes só podem ser utilizados e usufruídos por alguns privilegiados, que constituem cerca de 15% da população e que podem pagar os dispendiosos procedimentos de tratamento. É um facto bem conhecido que um país só pode tornar-se próspero quando toda a comunidade goza de plena saúde. Embora seja necessário dar o melhor tratamento possível aos que têm preços acessíveis, torna-se imperativo que cuidemos dos pobres e dos necessitados, bem como dos chamados "poucos privilegiados".

O tratamento restaurador atraumático é uma técnica para o tratamento da cárie dentária, que é inovadora, indolor e de intervenção mínima para o tratamento de dentes cariados, particularmente em situações de proximidade em que o pessoal dentário altamente treinado, as instalações e o equipamento clínico não estão prontamente disponíveis ou acessíveis.

O ART é uma abordagem mínima para travar uma lesão de cárie ativa. Baseia-se na combinação da técnica e do efeito do material, aplicando a teoria de Massler para travar a progressão da cárie enquanto utiliza o potencial de cicatrização do cimento de ionómero de vidro para remineralizar a dentina afetada. Uma lesão de cárie ativa é constituída por duas zonas: uma camada infetada, esta camada mole superficial da lesão de cárie está próxima da cavidade oral e está fortemente infetada por microorganismos. É constituída por detritos de esmalte e dentina desnaturados e não estruturados e a outra camada afetada, que se encontra sob a camada infetada, é constituída por uma zona de dentina desmineralizada que mantém a sua estrutura dentinária básica. Esta camada afetada está relativamente livre de bactérias. Os túbulos dentinários originais ainda estão presentes e são suportados pela matriz de colagénio.

O Tratamento Restaurador Atraumático (ART) utiliza a escavação manual da cárie dentária, o que elimina a necessidade de anestesia e a utilização de equipamento dispendioso, e restaura a cavidade com ionómero de vidro, um material adesivo que se liga à estrutura do dente e liberta flúor à medida que estimula a remineralização.

O tratamento restaurador atraumático é não-invasivo, o que o torna altamente aceitável para os pacientes. O procedimento ART foi desenvolvido porque milhões de pessoas em países menos industrializados e certos grupos especiais, como refugiados e pessoas que vivem em comunidades carenciadas, não conseguem obter cuidados dentários de restauração. Os seus dentes deterioraram-se gradualmente até a extração ser a única opção de tratamento. Estas pessoas não beneficiaram dos desenvolvimentos que permitiram melhorar a saúde e os cuidados orais no mundo industrializado. A ausência de eletricidade e a ideia de que os cuidados dentários restauradores requerem sempre equipamento elétrico especial são as principais razões para esta situação.

A abordagem ART permite o tratamento de cáries nos dentes para pessoas que residem em áreas onde não há eletricidade ou, alternativamente, em áreas que têm eletricidade, mas onde a comunidade não pode pagar o dispendioso equipamento dentário.

TRATAMENTO REPARADOR ATRAUMÁTICO (ARTE)

O Tratamento Restaurador Atraumático (ART) é um dos exemplos do conceito de Medicina Dentária de Intervenção Mínima (MID) que se baseia em três aspectos.

1. A melhor compreensão da etiologia e do prognóstico da doença, ou seja, a deteção e o tratamento precoces da doença
2. Tratamentos de preservação de tecidos para lesões cavitadas através da utilização de intervenções cirúrgicas minimamente invasivas
3. Prevenção pelo paciente, através da educação e da disponibilização de meios que lhe permitam assumir a responsabilidade pelos seus próprios cuidados de saúde oral, e pelo profissional de medicina dentária, através da aplicação de medidas preventivas

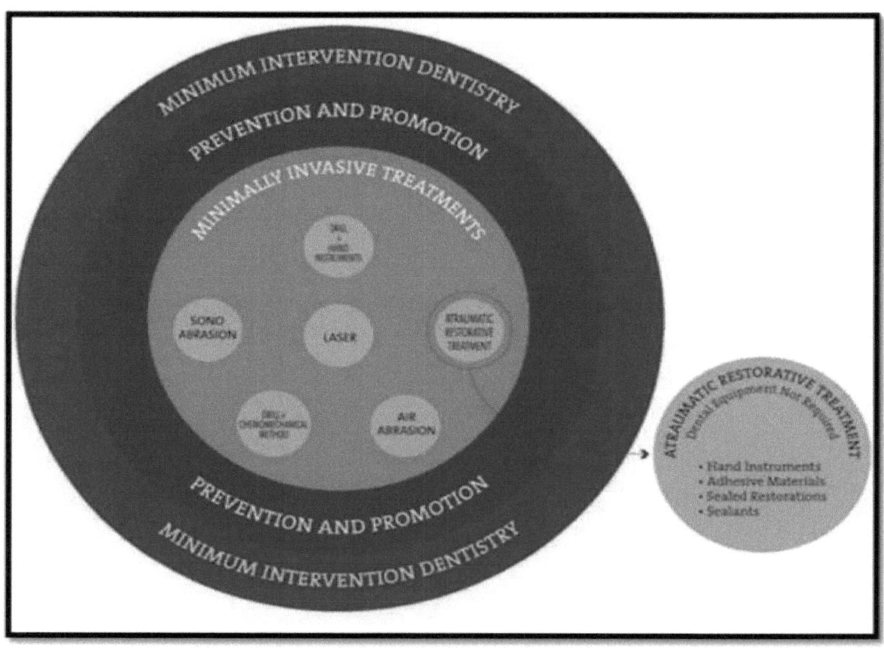

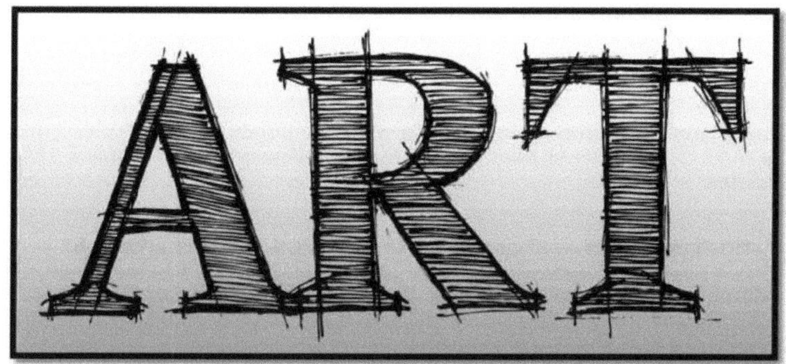

O Tratamento Restaurador Atraumático (ART) é uma abordagem minimamente invasiva para prevenir lesões cariosas dentárias e impedir a sua progressão. O Tratamento Restaurador Atraumático (ART) consiste em dois componentes:

1. Selagem de fossas e fissuras com tendência para a cárie (selantes ART)
2. Restauração de lesões de dentina cavitadas com restaurações de selantes (restaurações ART).

A colocação de um selante ART envolve a aplicação de um ionómero de vidro de alta viscosidade que é empurrado para dentro das fossas e fissuras sob pressão dos dedos. Uma restauração ART envolve a remoção de tecido dentário cariado macio e completamente desmineralizado, utilizando instrumentos manuais. Segue-se a restauração da cavidade com um material dentário adesivo que sela simultaneamente quaisquer fossas e fissuras remanescentes que permaneçam em risco.

Na prática, o material adesivo predominantemente utilizado para restaurar cavidades limpas produzidas com instrumentos manuais é um ionómero de vidro de alta viscosidade. As restaurações que utilizaram instrumentos rotatórios para a abertura da cavidade e instrumentos manuais para a limpeza da cavidade não são consideradas restaurações ART. Estas restaurações denominadas de ART modificadas não diferem das restaurações convencionais.

A principal diferença entre a abordagem ART e outras intervenções cirúrgicas minimamente invasivas é que o ART utiliza apenas instrumentos manuais. Assim, quando o ART é utilizado para selar fossas e fissuras ou para restaurar cavidades dentárias, os instrumentos manuais são utilizados em conjunto com materiais ou sistemas adesivos.

As razões para utilizar instrumentos manuais em vez de peças de mão eléctricas rotativas são as seguintes

1. Torna os cuidados restaurativos acessíveis a todos os grupos da população
2. A utilização de uma abordagem biológica, que requer uma preparação mínima da cavidade que conserva os tecidos dentários sãos

As razões para utilizar instrumentos manuais em vez de instrumentos manuais eléctricos rotativos são as seguintes

1. O baixo custo dos instrumentos manuais em comparação com os equipamentos dentários eléctricos
2. A limitação da dor que reduz ao mínimo a necessidade de anestesia local e reduz o trauma psicológico dos pacientes
3. Controlo de infecções simplificado - os instrumentos manuais podem ser facilmente limpos e esterilizados após cada doente.

As razões para utilizar o ionómero de vidro são as seguintes

1. Como o ionómero de vidro adere quimicamente ao esmalte e à dentina, a necessidade de cortar o tecido dentário sadio para a preparação da cavidade é reduzida
2. O flúor é libertado da restauração para prevenir e parar as cáries
3. Não inflama a polpa ou a gengiva (Biocompatível com os tecidos orais).

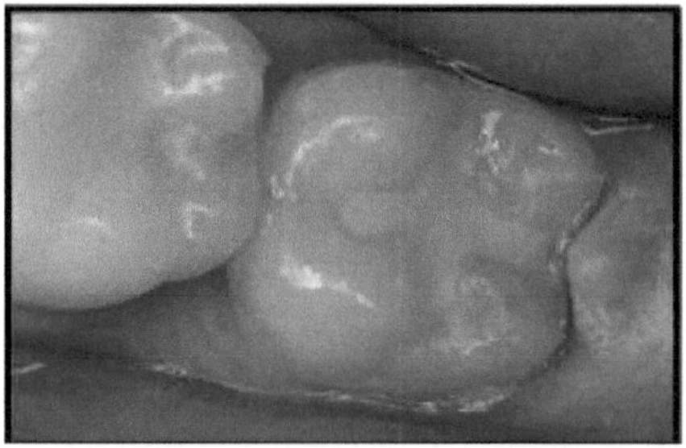

EVOLUÇÃO E HISTÓRIA

No que diz respeito à cárie dentária, têm sido procurados métodos diferentes do tratamento operatório de rotina para evitar a extração de dentes como resultado final.

Na Noruega, durante os anos 1940-1950, um período de cáries desenfreadas que não podiam ser

tratados com tratamento restaurador convencional,

era utilizada uma técnica que envolvia a trituração

de todas as áreas interproximais cariadas dos dentes decíduos.

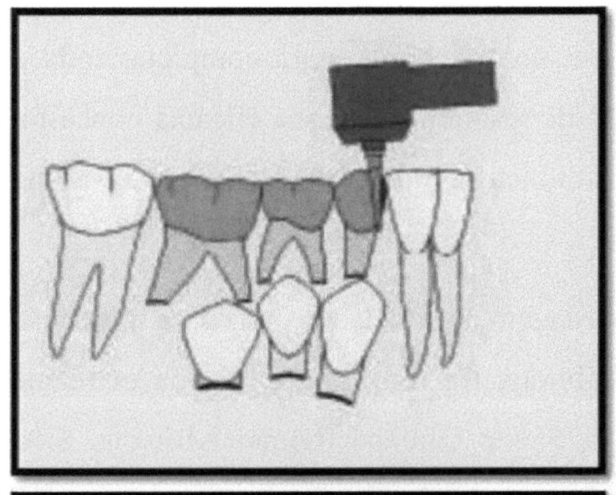

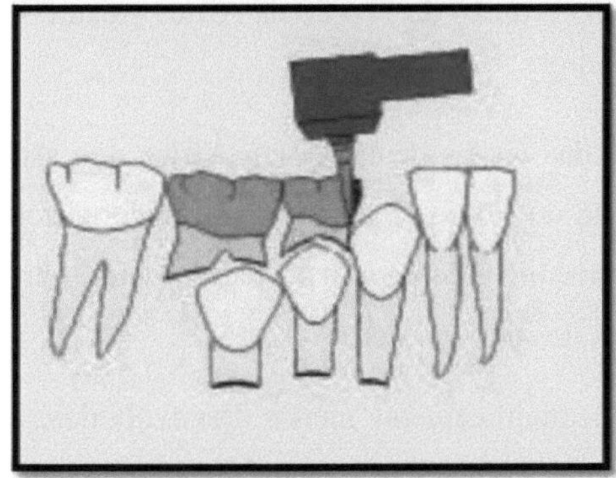

Esta abordagem foi considerada importante para manter o espaço nas arcadas dentárias durante a erupção dos molares permanentes e também para evitar que o primeiro molar permanente erupcionasse num local propenso a cáries.

O desbaste, normalmente efectuado com discos de carborundum, tinha como objetivo tornar as superfícies autolimpantes e expor as lesões cariosas para permitir a escavação de lesões grosseiras que eram depois tratadas com nitrato de prata.

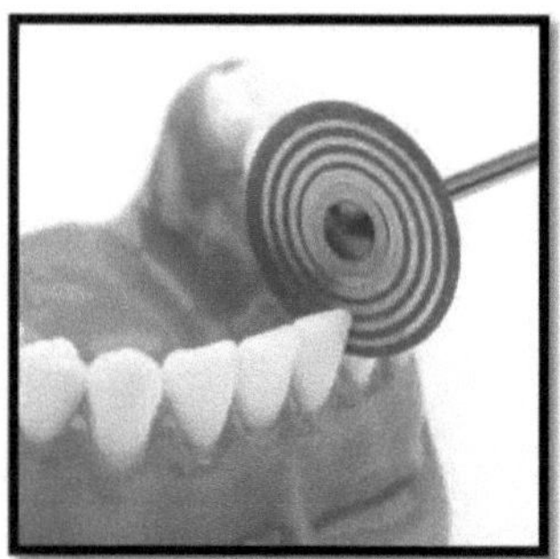

O tempo de tratamento era em minutos, em vez de horas, para completar toda a dentição decídua, e não era necessário tempo de restauração. A sua eficácia nunca foi avaliada cientificamente, mas a experiência clínica apoiou a sua utilização contínua durante pelo menos três décadas.

A necessidade de desenvolver uma nova abordagem aos cuidados orais para utilização nos países economicamente menos desenvolvidos foi reforçada de forma marcante pelo Conselheiro Regional da OMS para a Saúde Oral na Região Africana, S.A. Thorpe, no seu discurso de abertura na sétima reunião da Secção da África Austral e Oriental da IADR, realizada em Harare em 1992.

Ele comentou que: -Mais de 90 por cento das lesões dentárias em África não são tratadas". O que está implícito na declaração de Thorpe é que, como a maioria dos africanos não tem acesso a cuidados de restauração, os dentes são deixados a deteriorar-se ao ponto de se tornarem dolorosos e terem de ser removidos.

Tal como na maioria dos países e regiões economicamente menos desenvolvidos, a extração é o procedimento de cuidados orais predominante realizado tanto por dentistas como por terapeutas dentários.

Esta situação manteve-se praticamente inalterada durante décadas, apesar dos esforços de muitos para adotar tipos ocidentais de tecnologia de cuidados orais para utilização em situações locais nestes países. Estes esforços incluem o fabrico de equipamento móvel de perfuração e sucção, o desenvolvimento de cadeiras dentárias portáteis e a utilização de geradores portáteis.

Infelizmente, na maioria dos casos, a tecnologia importada revelou-se demasiado complicada para uma utilização sustentada. As tentativas de simplificar ainda mais o equipamento resultaram na introdução de brocas movidas a ar e equipamento de sucção e camas de operação simplificadas, tais como as feitas de bambu e/ou madeira.

Apesar destes desenvolvimentos, o equipamento oral móvel raramente é utilizado em toda a sua capacidade nestes países por várias razões: são necessários veículos para transportar o equipamento para as situações de proximidade, são necessárias competências técnicas para manter o equipamento e este utiliza eletricidade.

Todos estes requisitos adicionais ou não podem ser satisfeitos ou são satisfeitos de forma pouco fiável e representam um enorme problema de custos excessivos para as comunidades que não os podem pagar. Obviamente, era necessária uma nova abordagem para tornar os cuidados orais mais acessíveis à maioria das pessoas nos países economicamente menos desenvolvidos.

A abordagem do Tratamento Restaurador Atraumático (ART) foi iniciada por Jo E. Frencken na Tanzânia, em meados da década de 1980, como parte de um programa de saúde oral primário de base comunitária da Universidade de Dar es Salaam.

Para apoiar a recém-criada escola de medicina dentária, os doadores ocidentais tinham dado cadeiras dentárias móveis de ferro fundido, brocas e aparelhos de sucção, que necessitavam de um gerador elétrico, gasolina e um veículo de transporte para se tornarem operacionais nas zonas rurais da Tanzânia, o que era impraticável.

Os estudantes foram francos e disseram ao pessoal que não conseguiam prestar cuidados orais às comunidades desfavorecidas utilizando este modo de tratamento e que havia problemas relacionados com o pessoal e os fundos nas zonas rurais. Foi efectuada uma pequena investigação para descobrir o tipo de instrumentação disponível nas clínicas dentárias de todo o país. Na maioria das clínicas dentárias existiam instrumentos manuais, mas a maior parte do equipamento dentário não estava a funcionar e o cimento de fosfato de zinco era o único material de obturação disponível. Verificou-se que, utilizando uma machadinha de esmalte, era possível abrir pequenas lesões de dentina, fracturando o esmalte fino sem suporte e preenchendo com cimento de fosfato de zinco. Os pacientes preferiram esta forma de tratamento e, na sequência destes resultados encorajadores, decidiu-se efetuar um estudo piloto utilizando cimento de policarboxilato.

ESTUDO-PILOTO NA TANZÂNIA

> Os operadores eram estudantes de medicina dentária do quarto ano e o seu professor.

> Inicialmente tratada numa cadeira de cozinha, mas mais tarde foi substituída pela mesa.

> A avaliação dos 28 dentes tratados em crianças e adultos revelou apenas um insucesso (teve de ser extraído devido a pulpite).

> Todos os outros, apesar de apresentarem o desgaste visível da superfície do cimento, funcionavam bem sem dor ou sintomas negativos, ao fim de 9 meses.

> Os pacientes ficaram muito satisfeitos por não ter sido feita a extração dos dentes, que era o tratamento esperado e comum para os dentes dolorosos no país.

> Os resultados do estudo piloto foram apresentados na reunião científica da Associação Dentária da Tanzânia (1986), altura em que a abordagem ART nasceu oficialmente.

> Com base nos resultados encorajadores do estudo piloto, foi iniciado um estudo de campo na Tanzânia, onde foi utilizado um material de restauração permanente sob a forma de ionómero de vidro em vez de cimento de policarboxilato.

> Resultados não publicados indicaram um elevado nível de retenção da restauração e um baixo nível de abrasão oclusal do ionómero de vidro após 3 anos.

> Foi desenvolvido o primeiro conjunto de critérios ART.

Critérios de avaliação para avaliar restaurações ART

0=present, correct
1=present, slight defect at the margin and/or wear of the surface of less than 0.5 mm deep*; no repair needed
2=present, defect at the margin and/or wear of the surface of 0.5–1.0 mm in depth; repair needed
3=present, but gross defect at the margin and/or wear of the surface of 1.0 mm or more in depth; repair needed
4=not present, restoration has (almost) completely disappeared; treatment needed
5=not present, because other treatment has been performed for whatever reason
6=tooth not present for whatever reason
9=unable to diagnose

*Assessed with 0.5 millimeter ball-tip of CPI periodontal (WHO) probe.

> Estes incluíam códigos para o desgaste esperado do glassionomer de média viscosidade utilizado.

> Como o desgaste do material foi considerado baixo no final do ensaio de 3 anos, os primeiros critérios foram alterados e desenvolvidos para o conjunto de critérios ART atualmente utilizado.

ESTUDO DA TAILÂNDIA

I. Frencken JE, Songpaisan Y, Phantumvanit P, Pilot T. Uma técnica de tratamento restaurador atraumático (ART): Avaliação após um ano

❖ A descoberta do ART ocorreu durante o primeiro grande ensaio clínico em que foi comparado com a abordagem tradicional de amálgama na zona rural de Khon Kaen, na Tailândia.

❖ Foram seleccionadas três aldeias, distantes cerca de 10 quilómetros uma da outra, como locais de estudo.

❖ As cáries dentárias foram tratadas com a técnica ART numa aldeia, enquanto a população de uma segunda aldeia recebeu cuidados de restauração (obturações de amálgama) através de unidades dentárias móveis.

❖ Uma terceira aldeia foi o controlo. Após um ano, 79% das obturações ART de superfície única e 55% das obturações ART de mais de uma superfície colocadas em dentes decíduos foram consideradas bem sucedidas.

❖ A taxa de sucesso das obturações ART na dentição permanente (principalmente obturações de superfície única) foi de 93% e a taxa de retenção dos selantes foi de 78%.

❖ As crianças mostraram-se satisfeitas por terem recebido tratamento por esta técnica e mostraram pouco medo.

II. Phantumvanit P, Songpaisan Y, Pilot T, Frencken JE. Tratamento Restaurador Atraumático (ART): Um ensaio de campo comunitário de três anos na Tailândia - sobrevivência de restaurações de uma superfície na dentição permanente.

> Foi efectuado um ensaio de campo comunitário em aldeias rurais do nordeste da Tailândia.

> A cárie dentária foi tratada utilizando a técnica ART numa aldeia onde 144 pessoas foram tratadas com 241 restaurações.

> Numa segunda aldeia, foram feitas 205 restaurações convencionais de amálgama a 138 pessoas utilizando o equipamento dentário móvel.

> Tanto o ART como as restaurações de amálgama foram efectuadas por um

dentista e duas enfermeiras dentárias sem administrar anestesia local.

> A avaliação clínica foi efectuada um, dois e três anos após a colocação.

> A longevidade das restaurações foi determinada através do cálculo das taxas de sobrevivência cumulativas estimadas de acordo com o método da tabela de vida.

> As taxas de sobrevivência das restaurações ART (93%, 83%, 71% nos anos um, dois e três, respetivamente) foram próximas das taxas das restaurações de amálgama (98%, 94%, 85%); no entanto, as diferenças foram estatisticamente significativas.

> Não foram observadas diferenças estatisticamente significativas entre as restaurações ART em crianças e adultos, ou entre as colocadas pelo dentista e por enfermeiros dentários.

> As taxas de sobrevivência foram mais baixas para as restaurações da superfície oclusal em comparação com as de outras superfícies.

ESTUDO DO ZIMBABUÉ

Frencken JE, Makoni F, Sithole WD. Tratamento restaurador atraumático e selantes de ionómero de vidro num programa de saúde oral escolar no Zimbabué: avaliação após 1 ano.

- Em 1993, foi iniciado um programa de cuidados de saúde oral nas escolas secundárias do Zimbabué, utilizando a técnica de tratamento restaurador atraumático (ART) para a cárie dentária.
- O ionómero de vidro foi utilizado como material de restauração e selante.
- Os selantes foram colocados utilizando a técnica "press finger".
- Os resultados após 1 ano revelaram uma percentagem de sobrevivência para restaurações ART de uma superfície de 93,4, enquanto as percentagens de retenção completa e parcial para selantes foram de 60,3 e 13,4
- Não foi observada qualquer cárie nos dentes restaurados com o ART, e apenas 0,8% das superfícies diagnosticadas como tendo lesões precoces do esmalte no início do programa e consequentemente seladas tinham progredido para lesões dentinárias activas ao fim de 1 ano.
- A maioria das restaurações foi efectuada sem a administração de anestesia local.
- O tempo médio de tratamento para restaurações ART de uma superfície foi de 22,1 min (intervalo por operador de 19,8-23,6 min), enquanto o tempo médio para a colocação de selantes foi de 9,4 min (intervalo por operador de 8,2-10,8 min).
- Foi registada sensibilidade pós-operatória em 6% dos dentes restaurados.
- 95% dos alunos estavam satisfeitos com a TAR como modalidade de tratamento.

Estes estudos chamaram a atenção dos líderes mundiais em saúde oral e resultaram na adoção do ART pela Organização Mundial de Saúde no Dia Mundial da Saúde (7th de abril) em 1994.

Equipa ART

- Prof. Taco Piloto
- Prof. Prathip Phantumvanit
- Dr. Yupin Songpaisan
- Dr. Jo E Frencken

Foi realizado um simpósio dedicado ao ART na reunião de Singapura da IADR de 1995 e as actas foram publicadas num volume especial do Journal of Public Health Dentistry.

Foi produzido um manual especialmente para os profissionais de saúde oral que não estavam familiarizados com os procedimentos padrão de tratamento restaurador de cáries; o presente manual é a terceira edição actualizada. A versão original em inglês foi traduzida para francês, espanhol, português, japonês, chinês e árabe e para a língua da Tailândia, Laos, Camboja, Vietname, Indonésia, Malásia e Mongólia. De facto, poderão existir ainda mais versões.

A Federação Dentária Internacional (FDI) aceitou o ART como um dos métodos de tratamento no âmbito do conceito de Medicina Dentária de Intervenção Mínima (MID) na reunião anual em Viena, 2002.

PRINCÍPIO

Dois princípios fundamentais:

1. Remoção de tecidos dentários cariados utilizando apenas instrumentos manuais

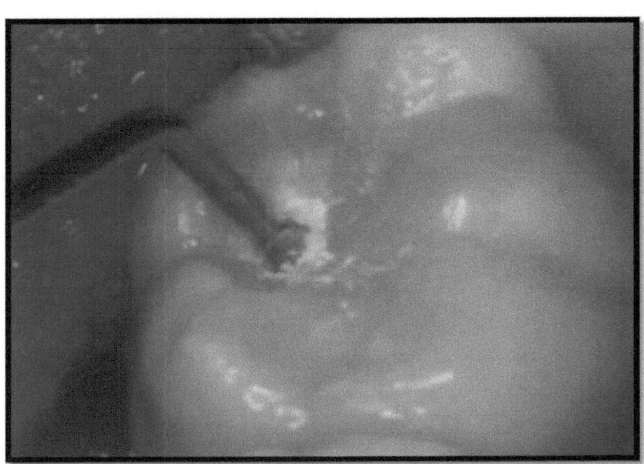

2. Restaurar a cavidade com um material de restauração que adere ao dente

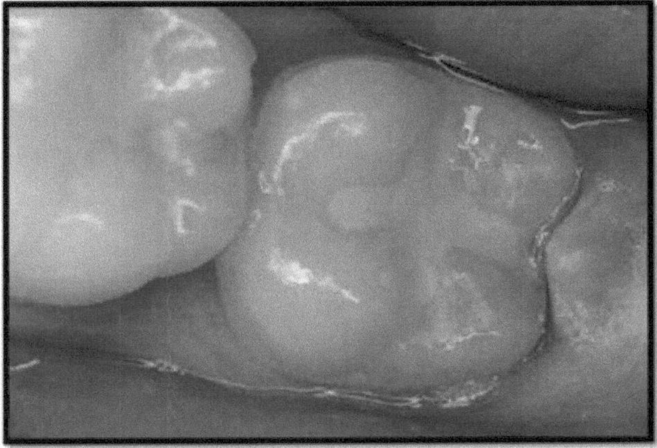

INDICAÇÕES

1. Em geral, o ART é efectuado apenas nas cavidades pequenas (envolvendo dentina) e naquelas que são acessíveis aos instrumentos manuais.

2. Pode ser efectuado para cavidades de superfície simples e múltiplas.

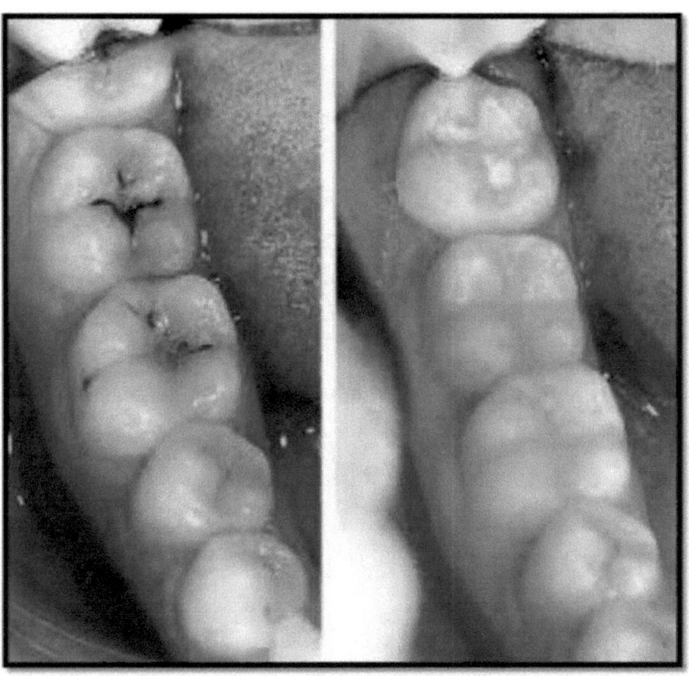

CONTRA-INDICAÇÕES

1. Presença de inchaço (abcesso) ou fístula perto do dente cariado

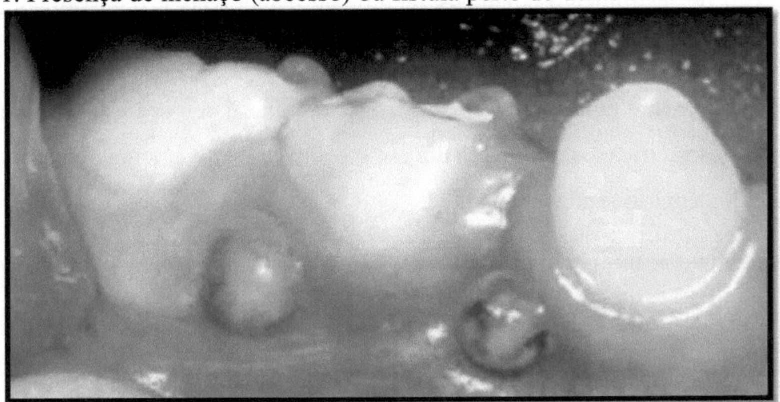

2. Pasta exposta

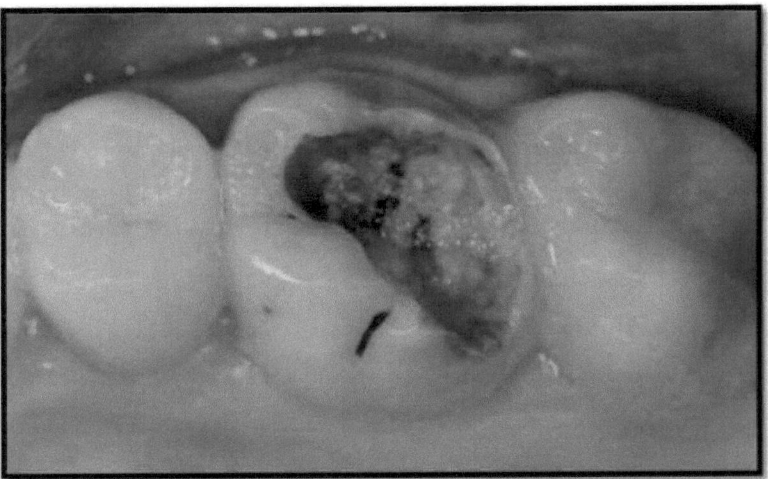

3. Dentes com história de dor (inflamação crónica da polpa)

4. Cavidade cariosa óbvia, mas a abertura é inacessível aos instrumentos manuais

5. Sinais claros de cavidade numa superfície proximal, mas a cavidade não pode ser penetrada a partir das direcções proximal ou oclusal

VANTAGENS

1. A utilização de instrumentos manuais facilmente disponíveis e relativamente baratos em vez de equipamento dentário dispendioso acionado por eletricidade

2. Uma abordagem biologicamente correcta que envolve a remoção apenas de tecidos dentários descalcificados, o que resulta em cavidades relativamente pequenas e conserva o tecido dentário saudável

3. A limitação da dor, minimizando assim a necessidade de anestesia local

4. Uma prática de controlo de infecções simples e direta, sem necessidade de utilizar peças de mão autoclavadas sequencialmente

5. A adesão química dos ionómeros de vidro que reduz a necessidade de cortar tecido dentário sólido para a retenção do material de restauração

6. A lixiviação do flúor dos ionómeros de vidro, que impede o desenvolvimento de cáries secundárias e provavelmente remineraliza a dentina cariada

7. A combinação de um tratamento preventivo e curativo num único procedimento

8. A facilidade de reparação de defeitos na restauração

9. Baixo custo

10. Esta caraterística tem a grande vantagem de tornar os cuidados orais mais populares entre a população, em particular entre os jovens. Não estão envolvidas situações indutoras de medo causadas por equipamento dentário ameaçador e não há ruído de uma broca ou de equipamento de sucção.

11 - Uma das maiores vantagens do ART é o facto de permitir chegar a pessoas que, de outra forma, nunca teriam recebido cuidados orais. A técnica permite que os profissionais de saúde oral saiam da clínica e visitem as pessoas nos seus próprios ambientes de vida, por exemplo, em lares de idosos, instituições para deficientes, aldeias em áreas rurais e suburbanas em países economicamente menos desenvolvidos, e nas suas próprias casas.

LIMITAÇÕES

1. A aparente falta de sofisticação da técnica, que pode dificultar a fácil aceitação do ART pela profissão de dentista
2. A mistura manual pode produzir uma mistura relativamente não padronizada de ionómero de vidro, variando entre operadores.

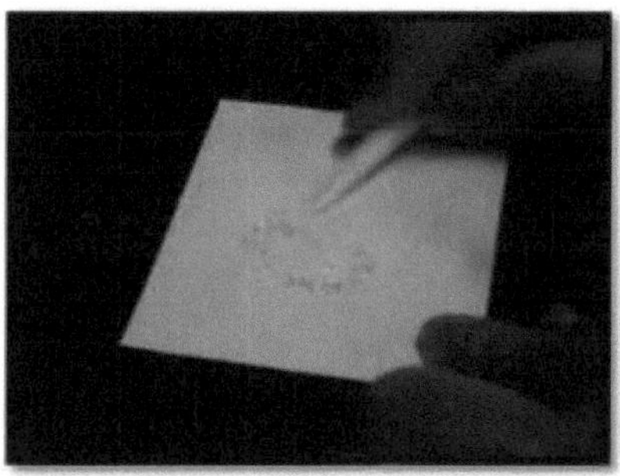

3. Existe a possibilidade de fadiga das mãos devido à utilização de instrumentos manuais durante longos períodos
4. A ideia errada de que o ART pode ser executado facilmente - não é o caso e cada etapa deve ser executada na perfeição
5. O público tem a ideia errada de que as novas obturações brancas de ionómero de vidro" são apenas pensos temporários.

INSTRUMENTOS

Os instrumentos essenciais para o ART são um espelho bucal, um explorador, uma pinça, um machado de dentes, escavadoras de colheres pequenas e médias, uma placa de vidro, uma espátula e um escultor/apalpador.

INSTRUMENTOS - KIT DE ARTE

> Espelho bucal

> Explorador

> Pinças

> Cortador de acesso em esmalte

> Machado de dentes

> Escavadoras (pequenas e médias)

> Aplicador/Carver

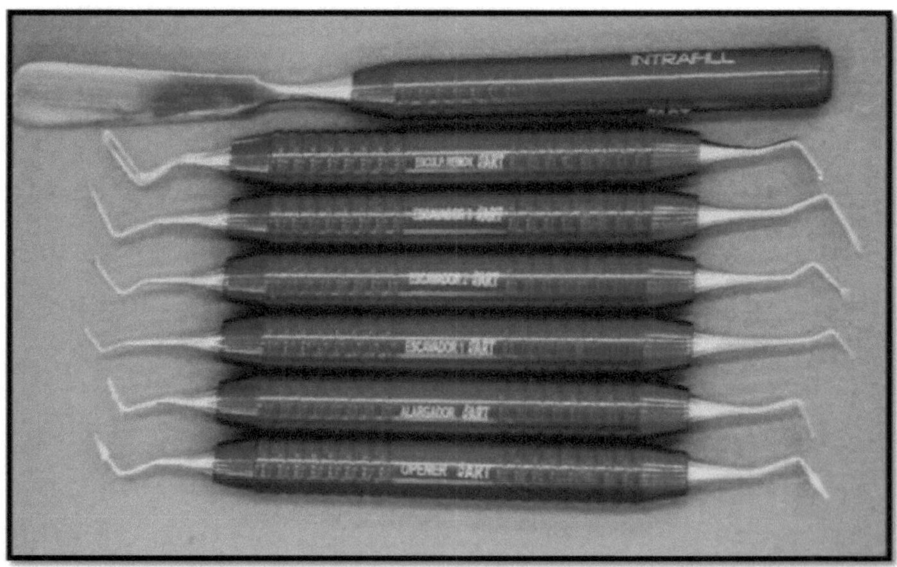

MATERIAIS

> Para melhorar a visibilidade no trabalho, é utilizada uma fonte de luz especial fixada num par de armações de óculos, alimentada por uma bateria recarregável. Esta unidade permite igualmente a colocação de lupas.

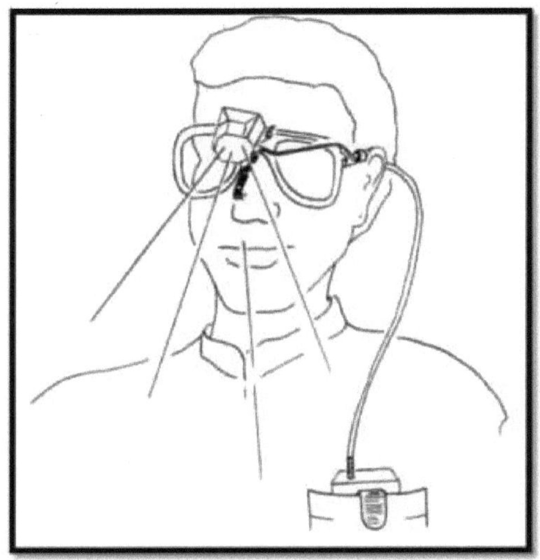

> Os materiais essenciais são: luvas, rolos e bolinhas de algodão, material restaurador de ionómero de vidro (pó/líquido), vaselina, cunhas, tiras de plástico e água limpa

OPERADOR - POSTURA E POSIÇÕES DE TRABALHO

- A postura de trabalho e a posição do operador devem proporcionar a melhor visão do interior da boca do doente.
- O operador senta-se firmemente no banco, com as costas direitas, as coxas paralelas ao chão e os dois pés apoiados no chão.

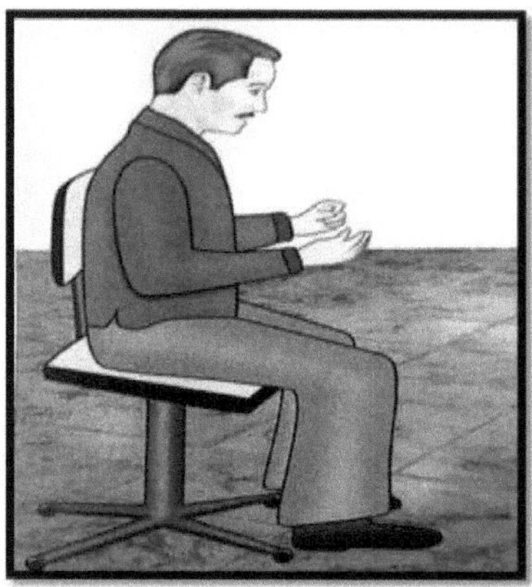

- A cabeça e o pescoço devem estar imóveis, a linha entre os olhos horizontal e a cabeça ligeiramente inclinada para a frente para olhar para a boca do doente.
- A distância entre o olho do operador e o dente do paciente é normalmente de 30 a 35 cm.

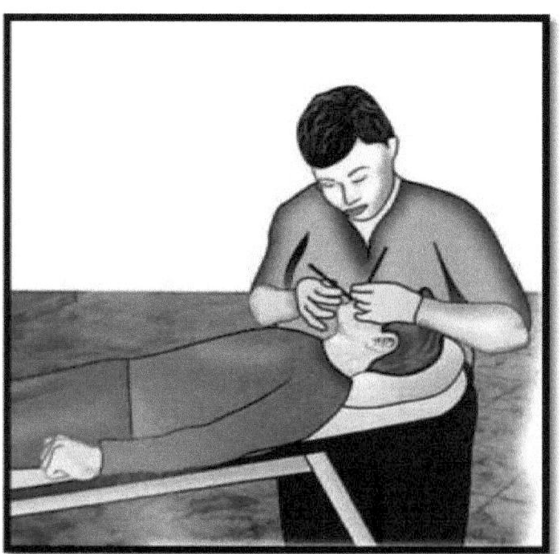

- O operador deve estar posicionado atrás da cabeça do doente.
- Se a boca do doente for considerada como estando no centro do mostrador de um relógio, o leque de posições a partir das quais o operador pode executar todas as tarefas situa-se num arco de 10 a 1 no relógio.

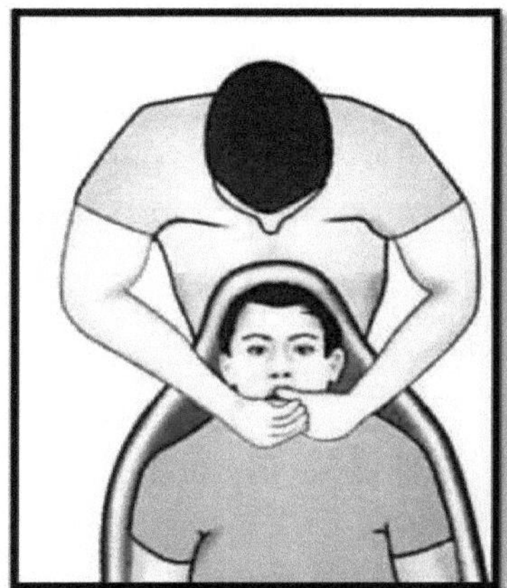

- A posição traseira direta, ou seja, às 12 horas, e a posição traseira direita, ou seja, às 10 horas, são as posições mais frequentemente utilizadas.

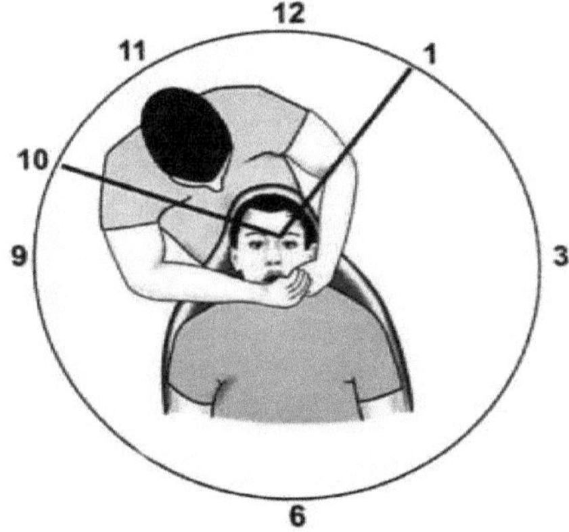

ASSISTENTE - POSTURA E POSIÇÕES DE TRABALHO

- O assistente trabalha ao lado esquerdo de um operador destro e não mudar de posição.

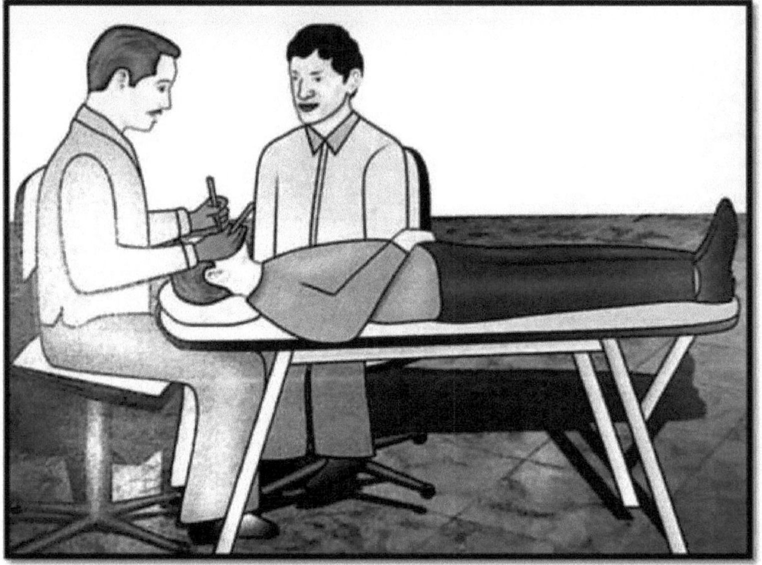

- O assistente deve sentar-se o mais próximo possível do suporte do doente, de frente para a boca do doente.

- A cabeça do assistente deve estar 10 a 15 cm mais alta do que o operador, de modo a que o assistente também possa ver o campo operatório e possa passar os instrumentos correctos quando necessário.

- O assistente precisa de uma superfície plana e estável, ou seja, uma mesa para segurar instrumentos e materiais.

PACIENTE - POSTURA E POSIÇÕES DE TRABALHO

- Um doente deitado de costas numa superfície plana proporciona um apoio corporal seguro e uma posição confortável e estável durante longos períodos de tempo.

- Um apoio de cabeça feito de espuma firme ou um anel de borracha com uma cobertura estabiliza a cabeça do doente na posição desejada e melhora o conforto do doente

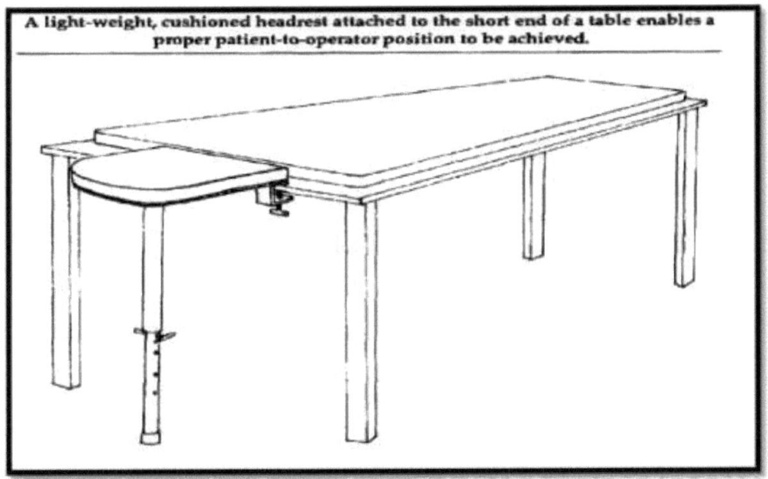

A light-weight, cushioned headrest attached to the short end of a table enables a proper patient-to-operator position to be achieved.

- Assim, o doente deve ser colocado numa superfície plana, por exemplo, uma cama de bambu ou de madeira, uma cama dentária portátil adequada ou uma mesa.

- O doente é agora posicionado de forma a que a saliva se acumule na parte de trás da cavidade oral.

- O campo operatório encontra-se sobre o colo do operador, à altura do peito do operador.

Position for upper right posterior
- occlusal surfaces

operator
- direct rear

vision
- mirror

patient's head
- backward tilt
- central position
- mouth fully open

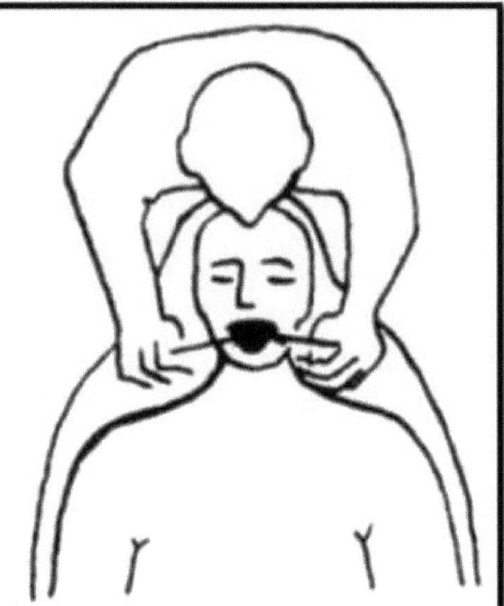

Position for upper left posterior
- occlusal surfaces

operator
- direct rear

vision
- mirror

patient's head
- backward tilt
- turned to the right
- mouth fully open

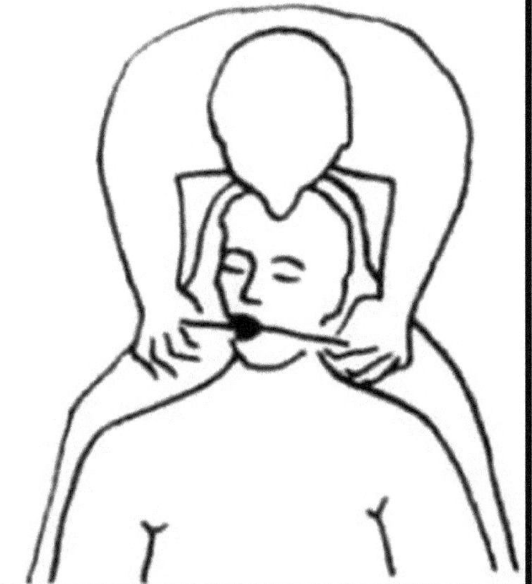

Position for lower left posterior
- occlusal surfaces

operator
- right rear

vision
- direct

patient's head
- forward tilt
- turned to the right
- mouth fully open

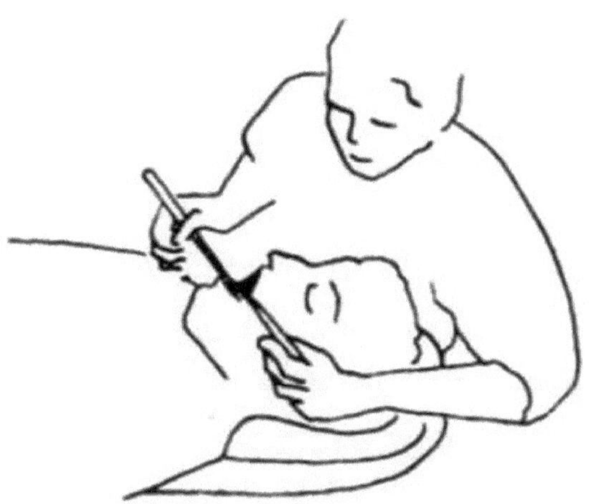

Lower right posterior position
- occlusal and lingual surfaces

operator
- right rear

vision
- direct

patient's head
- forward tilt
- turned to the right
- mouth fully open

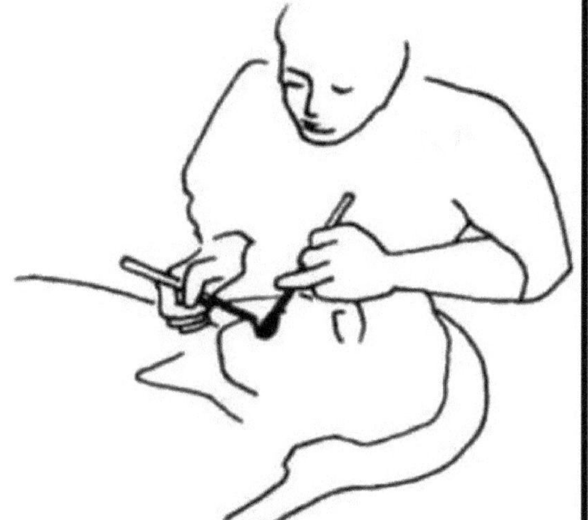

PROCEDIMENTO

> **Isolar o dente com rolos de algodão**. Só é necessário isolar o dente ou os dentes a tratar.

Justificação: É mais fácil trabalhar num ambiente seco do que num ambiente húmido. Evita a contaminação do campo de operação.

> **Limpar a superfície do dente a tratar com uma bola de algodão húmida**. Em seguida, secar a superfície com uma pastilha seca.

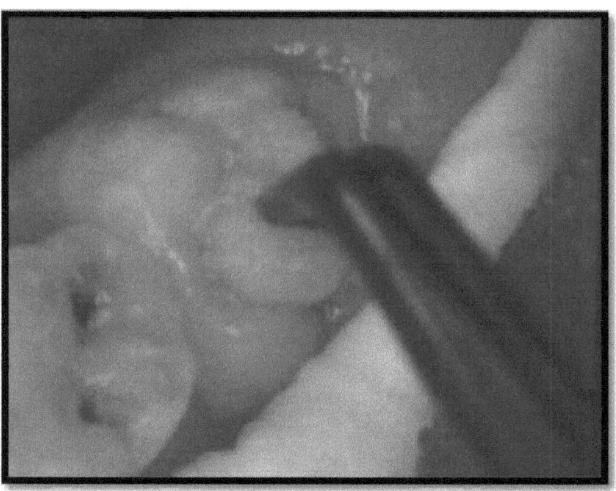

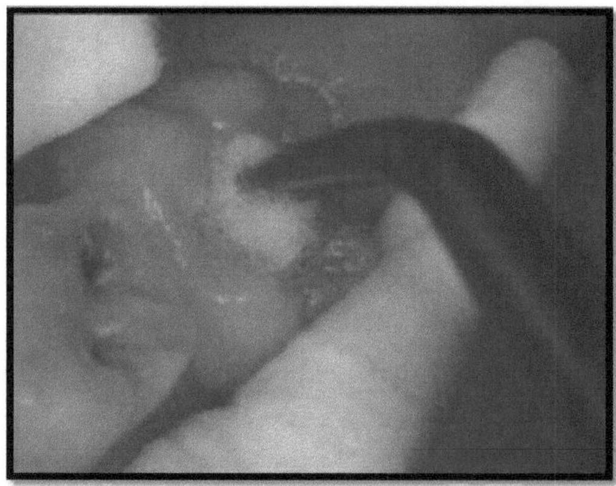

> Fundamentação: O algodão húmido remove os detritos e a placa bacteriana da superfície, melhorando assim a visibilidade. A extensão da lesão e qualquer esmalte não suportado podem então ser identificados.

> **Alargar a entrada da lesão**. Este passo só é necessário se a entrada for pequena. Colocar a ponta de trabalho do cortador de acesso ao esmalte/ machadinha dentária na entrada e rodá-la para trás e para a frente. Para abrir cavidades muito pequenas, o canto da ponta de trabalho é colocado primeiro na cavidade e rodado.

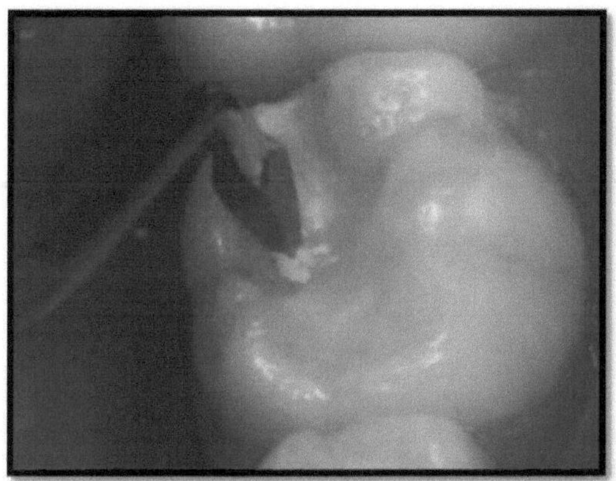

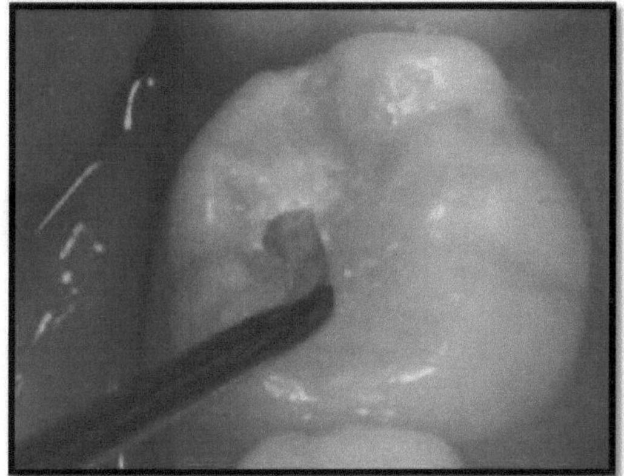

> Fundamentação: O cortador de acesso/ machadinha substitui a broca. Ao rodar a ponta do instrumento, o esmalte não suportado irá quebrar-se, criando uma abertura suficientemente grande para a entrada da pequena escavadora.

> **Remover as cáries**. Dependendo do tamanho da cavidade, utilize a escavadora pequena ou a escavadora média. Remover a cárie na junção dentina-esmalte antes de remover a cárie do fundo da cavidade. Lavar a cavidade com água morna numa pequena bola de algodão.

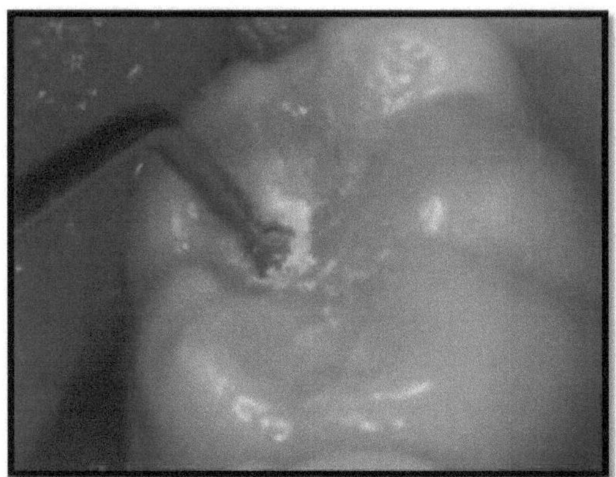

> Fundamentação: Todas as cáries moles devem ser removidas. O esmalte fino, descalcificado e sem suporte é relativamente fácil de partir. O esmalte e a junção dentina-esmalte têm de ser cuidadosamente limpos para evitar a progressão da cárie e para obter um bom selamento da parte coronal da restauração.

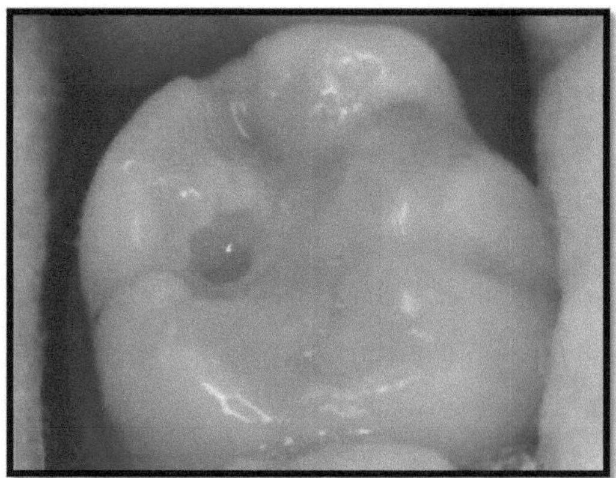

> Fundamentação: Ao limpar a cavidade na proximidade da junção dentina-esmalte antes da mais próxima da polpa, qualquer dor causada pelo processo de limpeza é limitada a alguns momentos no final da preparação da cavidade.

➢ **Fornecer proteção pulpar, se necessário.** Este passo é utilizado apenas para cavidades muito profundas e é conseguido através da aplicação de uma pasta de hidróxido de cálcio nas partes mais profundas do fundo da cavidade. O fundo da cavidade não precisa de ser completamente coberto, porque isso irá reduzir a área disponível para a adesão do material de preenchimento.

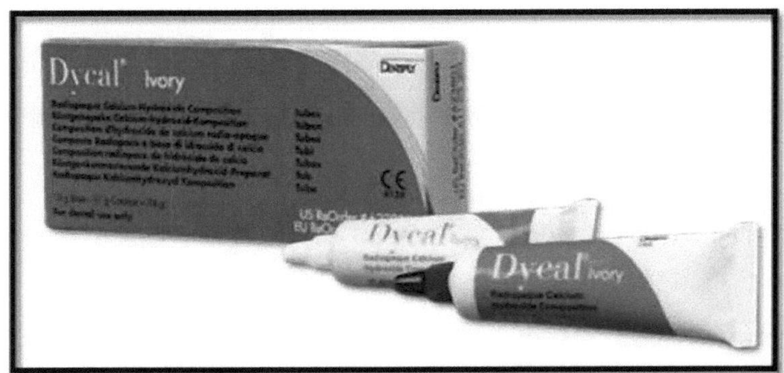

➢ Fundamentação: O hidróxido de cálcio estimula a reparação da dentina e os ionómeros de vidro são biocompatíveis.

➢ **Limpar a superfície oclusal.** Todas as fossas e fissuras devem estar livres de placa bacteriana e detritos, tanto quanto possível. Utilizar uma sonda e uma pastilha húmida para a limpeza.

➢ Fundamentação: As restantes fossas e fissuras serão seladas com o mesmo material utilizado para preencher a cavidade.

➢ **Condicionar a cavidade e a superfície oclusal.** Utilizar uma gota de condicionador de dentina (solução de ácido poliacrílico a 10%) numa bola de algodão e esfregar a cavidade e as superfícies oclusais durante 10 a 15 segundos. As superfícies condicionadas devem então ser lavadas várias vezes com pellets de algodão húmido. As superfícies são depois secas com bolinhas secas.

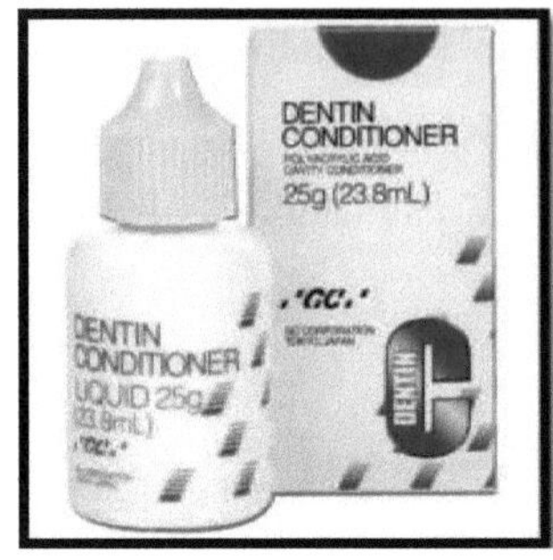

> Fundamentação: O condicionamento aumenta a força de ligação dos ionómeros de vidro.

> Misturar o ionómero de vidro de acordo com as instruções do fabricante. Não alterar a relação pó-líquido.

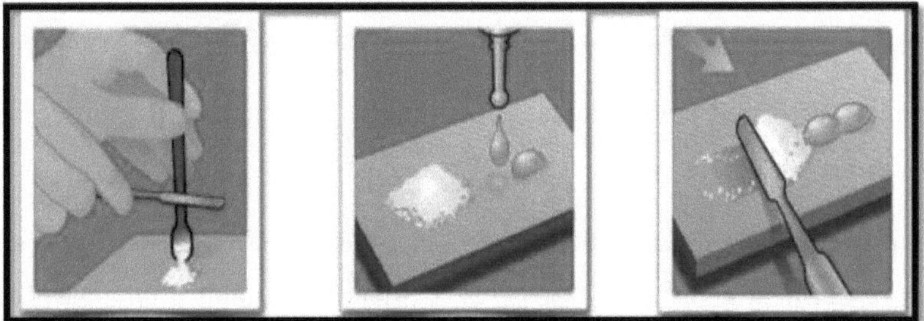

Mistura

> Colocar uma colher de pó na placa de vidro ou na placa de mistura.

> Utilizar a espátula para dividir o pó em duas porções iguais e, em seguida, deitar uma gota de líquido junto ao pó.

> Manter o frasco de líquido na horizontal durante um momento para permitir a saída de ar da ponta.

> Colocá-la na posição vertical e deixar cair uma gota de líquido sobre a laje.

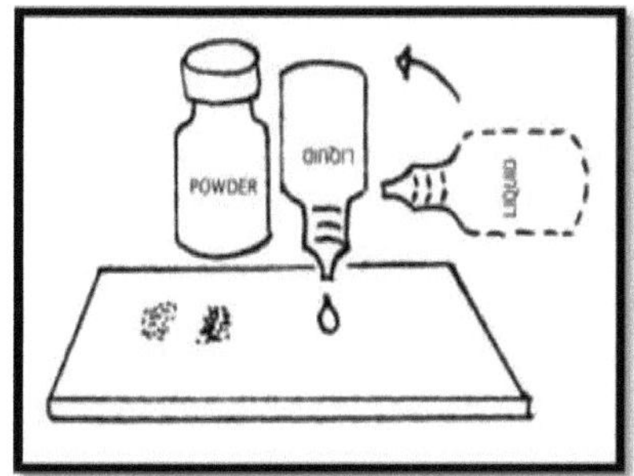

> Se necessário, exercer um pouco de pressão, mas não espremer o líquido.

> Introduzir a mistura de ionómero de vidro na cavidade e encher ligeiramente. O material misturado é introduzido com a extremidade plana do aplicador e tapado nos cantos da cavidade com o lado liso de uma escavadora ou com um polidor de bolas. Evitar a inclusão de bolhas de ar. O material também é colocado sobre poços e fissuras em pequenas quantidades.

> Pressionar o dedo revestido com luva sobre toda a superfície oclusal e exercer uma ligeira pressão. A vaselina é utilizada para revestir o dedo com luva para evitar que o ionómero de vidro adira à luva. Colocar o dedo em cima da mistura, aplicar uma ligeira pressão durante alguns segundos e retirar o dedo.

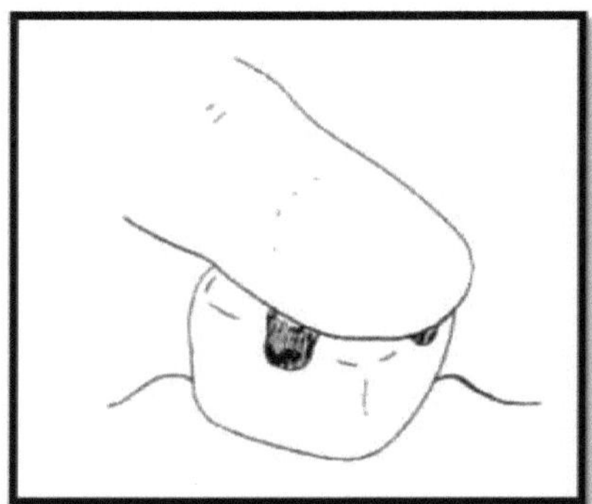

> Fundamentação: A pressão dos dedos deve empurrar o ionómero de vidro para as partes mais profundas das fossas e fissuras. Qualquer excesso de material transbordará para a superfície oclusal e pode ser removido facilmente. O resultado será uma superfície de restauração lisa e reduzirá a necessidade de esculpir.

- Verificar a mordida. Colocar papel de articulação sobre a obturação/selante e pedir ao doente para fechar. A vaselina deixada na superfície impedirá o contacto da saliva com a obturação/selante enquanto a mordida é verificada.
- Remover o material em excesso. Normalmente, apenas são necessárias pequenas correcções.
- Verifique novamente a mordida e ajuste a altura da restauração até ficar confortável.
- Cobrir novamente o enchimento/selante com vaselina ou aplicar verniz.
- Instruir o doente para não comer durante pelo menos uma hora.

PAIN		
ART versus Rotary instruments		
STUDY POPULATION	Age	CONCLUSION
Pakistan (1995 - 1997)	6 – 16 years	ART caused less pain
Brazil (2008)	6 – 7 years	No difference in levels of pain among treatments Local anesthesia was more frequent given in the rotary instrument group
Brazil (2009)	4 – 7 years	ART caused less pain
Frencken J E, Leal S, Navarro M F. Twenty-five-year atraumatic restorative treatment (ART) approach: a comprehensive overview. Clin Oral Invest 2012: 16; 1337–1346.		

ANXIETY		
ART versus Rotary instruments		
STUDY POPULATION	Age	CONCLUSION
Turkey (2007)	6 – 7 years	No difference in levels of anxiety between treatments
South Africa (2007)	Children and Adults	Both children and adults treated with the ART were less dental-anxious
Brazil (2011)	6 – 7 years	No difference in levels of anxiety among treatments
Frencken J E, Leal S, Navarro M F. Twenty-five-year atraumatic restorative treatment (ART) approach: a comprehensive overview. Clin Oral Invest 2012: 16; 1337–1346.		

SURVIVAL PERCENTAGE OF SINGLE SURFACE ART RESTORATIONS USING HIGH-VISCOSITY GLASS IONOMERS IN PRIMARY POSTERIOR TEETH		
1st Year	2nd Year	3rd Year
95 (91 – 98)	93 (91 – 94)	66 (13 – 99)
de Amorim RG, Leal SC, Frencken JE. Survival of atraumatic restorative treatment (ART) sealants and restorations: a meta-analysis. Clin Oral Investig 2012;16(2):429–41.		

SURVIVAL PERCENTAGE OF MULTI-SURFACE ART RESTORATIONS USING HIGH-VISCOSITY GLASS IONOMERS IN PRIMARY POSTERIOR TEETH		
1st Year	2nd Year	3rd Year
71 (60 – 80)	62 (51 – 73)	31 (2 – 77)
de Amorim RG, Leal SC, Frencken JE. Survival of atraumatic restorative treatment (ART) sealants and restorations: a meta-analysis. Clin Oral Investig 2012;16(2):429–41.		

SURVIVAL PERCENTAGE OF SINGLE SURFACE ART RESTORATIONS USING HIGH-VISCOSITY GLASS IONOMERS IN PERMANENT POSTERIOR TEETH

1st Year	2nd Year	3rd Year	4th Year	5th Year	6th Year
96 (94 – 97)	93 (89 – 95)	85 (77 – 91)	86 (78 – 93)	80 (76 – 83)	72 (67 – 76)

de Amorim RG, Leal SC, Frencken JE. Survival of atraumatic restorative treatment (ART) sealants and restorations: a meta-analysis. Clin Oral Investig 2012;16(2):429–41.

SURVIVAL PERCENTAGE OF MULTI-SURFACE ART RESTORATIONS USING HIGH-VISCOSITY GLASS IONOMERS IN PERMANENT POSTERIOR TEETH

1st Year	2nd Year	3rd Year	4th Year	5th Year
86 (59 – 98)	41 (18 – 67)	-	-	77 (56 – 92)

de Amorim RG, Leal SC, Frencken JE. Survival of atraumatic restorative treatment (ART) sealants and restorations: a meta-analysis. Clin Oral Investig 2012;16(2):429–41.

SURVIVAL PERCENTAGE OF PARTIALLY AND FULLY RETAINED ART GLASS-IONOMER SEALANTS USING HIGH-VISCOSITY GLASS IONOMERS IN PERMANENT DENTITION					
1st Year	2nd Year	3rd Year	4th Year	5th Year	6th Year
75 (51 -91)	82 (77 – 86)	72 (72 – 86)	68 (61 – 75)	63 (56 – 70)	59 (51 – 67)
de Amorim RG, Leal SC, Frencken JE. Survival of atraumatic restorative treatment (ART) sealants and restorations: a meta-analysis. Clin Oral Investig 2012;16(2):429–41.					

SURVIVAL PERCENTAGE OF CARIES-FREE SEALED PITS AND FISSURES PREVIOUSLY SEALED USING HIGH-VISCOSITY GLASS-IONOMER ART SEALANTS IN PERMANENT DENTITION					
1st Year	2nd Year	3rd Year	4th Year	5th Year	6th Year
100 (99 – 100)	100 (98 – 100)	97 (96 – 98)	93 (91 – 96)	90 (85 – 94)	85 (79 – 91)
de Amorim RG, Leal SC, Frencken JE. Survival of atraumatic restorative treatment (ART) sealants and restorations: a meta-analysis. Clin Oral Investig 2012;16(2):429–41.					

Não existem ensaios controlados aleatórios devidamente conduzidos que comparem o ART com o tratamento convencional em cavidades de classe I e II na dentição permanente em termos de eficácia.

Hurst D. The effectiveness of Atraumatic Restorative Treatment versus Conventional Restorative Treatment for permanent molars and premolars - A critical assessment of existing systematic reviews and report of a new systematic review. Universidade de Oxford; 2012.

A abordagem do Tratamento Restaurador Atraumático (ART) foi comparada com a abordagem da amálgama tradicional (TA), a fim de testar a sua eficácia para complementar um programa de saúde oral escolar preventivo e educativo na Síria.

> Oito dentistas colocaram 1117 restaurações de superfície única e múltipla. (Projeto de grupo paralelo: ART - 370 e TA - 311)

> A sobrevivência das restaurações ART posteriores não oclusais de superfície única (80,2 ± 4,9%) foi estatisticamente mais elevada do que a das restaurações ART posteriores oclusais (64,8 ± 3,9%) no ano de avaliação 6.3.

> Não foi observada uma diferença estatisticamente significativa entre as percentagens de sobrevivência de restaurações ART posteriores de superfície única grandes (55,8 ± 10%) e pequenas (69,2 ± 4,6%) após 6,3 anos.

> A cárie secundária foi observada em 2,3% das restaurações ART de superfície única e em 3,7% das restaurações de amálgama de superfície única durante o período de observação de 6,3 anos.

Critérios de ARTE original

0=present, correct
1=present, slight defect at the margin and/or wear of the surface of less than 0.5 mm deep*; no repair needed
2=present, defect at the margin and/or wear of the surface of 0.5–1.0 mm in depth; repair needed
3=present, but gross defect at the margin and/or wear of the surface of 1.0 mm or more in depth; repair needed
4=not present, restoration has (almost) completely disappeared; treatment needed
5=not present, because other treatment has been performed for whatever reason
6=tooth not present for whatever reason
9=unable to diagnose

*Assessed with 0.5 millimeter ball-tip of CPI periodontal (WHO) probe.

Critérios de Ryge modificados

Criteria/score	A	B	C	D
Color stability	Restoration matches cured material sample	Slight mismatch between restoration and sample	Strong mismatch between restoration and sample	
Marginal discoloration	No visual evidence of marginal discoloration	Marginal discoloration has not penetrated in pulpal direction	Marginal discoloration has penetrated in pulpal direction	
Marginal integrity	Explorer does not catch and/or no crevice is visible	Explorer catches and crevice is visible, but no exposure of dentin and restoration is not mobile	Explorer penetrates crevice defect extended to amelo-dentinal junction	Restoration is fractured, mobile, or missing
Recurrent caries	No caries present	Caries present associated with the restoration		
Anatomic form	Restoration is continuous with existing anatomic form	Restoration is discontinuous with existing anatomic form, but missing material is not sufficient to expose dentin	Sufficient material lost to expose dentin	
Surface texture	Surface texture similar to polished enamel	Surface texture gritty (similar to white stone)	Coarse surface pitting	

Category/Rating	Characteristics
Color match	
A	The restoration appears to match the shade and translucency of adjacent tooth tissues.
B	The restoration does not match the shade and translucency of adjacent tooth tissues, but the mismatch is within the normal range of tooth shades.
C	The restoration does not match the shade and translucency of adjacent teeth, and the mismatch is outside the normal range of tooth shades and translucency.
Marginal integrity	
A	The explorer does not catch when drawn across the surface of the restoration toward the tooth, or, if the explorer does catch, there is no visible crevice along the periphery of the restoration.
B	The explorer catches and there is visible evidence of a crevice, into which the explorer penetrates, indicating that the edge of the restoration does not adapt closely to the tooth structure.
C	The explorer penetrates a crevice defect.
Surface texture	
A	Surface texture is similar to polished enamel as determined by means of a sharp explorer.
B	Surface texture is gritty similar to a surface subject to a white stone or similar to a composite containing supramicron sizes particles.
C	Surface pitting is sufficiently coarse to inhibit the continuous movement of an explorer across the surface.
Wear	
A	The restoration is a continuation of existing anatomic form or is slightly flattened.
B	A surface concavity is evident.
C	There is a loss of restorative substance such that a surface concavity is evident. Replacement is required.
Wear of antagonist	
A	The antagonist is a continuation of existing anatomic form or is slightly flattened.
B	A surface concavity is evident.
C	There is a loss of antagonist substance such that a surface concavity is evident. Replacement or restorative treatment is required.
Recurrent dental caries	
A	The restoration is a continuation of existing anatomic form adjacent to the restoration.
C	There is visual evidence of dark deep discoloration adjacent to the restoration.
Fracture/Detachment	
A	No bulk fracture/detachment is present.
C	Bulk fracture/detachment is evident.
Gingiva	
A	No clinical inflammation is present.
B	Clinical inflammation is present.

A, Alfa; B, Bravo; C, Charlie.

Functional (5–7) and biological (12, 13) properties	5. Fractures and retention
1. Clinically excellent/very good	5.1. Restoration retained, no fractures/cracks
2. Clinically good (after polishing very good)	5.2. Small hairline crack
3. Clinically sufficient/ satisfactory (minor shortcomings, no unacceptable effects but not adjustable without damage to the tooth)	5.3. Two or more or larger hairline cracks and/or chipping (not affecting the marginal integrity or proximal contact)
4. Clinically unsatisfactory (but repairable)	5.4. Chipping fractures which damage marginal quality or proximal contacts; bulk fractures with or without partial loss (less than half of the restoration)
5. Clinically poor (replacement necessary)	5.5. (Partial or complete) loss of restoration

6. Marginal adaptation	7. Wear
6.1. Harmonious outline, no gaps, no discoloration.	7.1. Physiological wear equivalent to enamel (80–120% of corresponding enamel)
6.2.1. Marginal gap (50 µm) 6.2.2 Small marginal fracture removable by polishing	7.2. Normal wear with only slight difference to enamel (50–80% or 120–150% of corresponding enamel)
6.3.1. Gap <150 µm not removable 6.3.2. Several small enamel or dentin fractures	7.3. Differing wear rate to enamel but within the biological variation (<50% or 150–300% of corresponding enamel)
6.4.1 Gap >250 µm or dentine/base exposed 6.4.2. Chip fracture damaging margins 6.4.3. Notable enamel or dentine wall fracture	7.4. Wear considerably exceeds normal enamel wear; or occlusal contact points are lost (restoration >300% of enamel wear or antagonist >300%)
6.5. Filling is loose but in situ	7.5. Wear is excessive (restoration or antagonist >500% of corresponding enamel)

12. Recurrence of caries, erosion, abfraction	13. Tooth integrity (enamel cracks)
12.1. No secondary or primary caries	13.1. Complete integrity
12.2. Very small and localised 1. Demineralization	13.2.1. Small marginal enamel split (<150 µm)
2. Erosion or 3. Abfraction. No operative treatment required	13.2.2. Hairline crack in enamel (<150 µm not probable)
12.3. Larger areas of	13.3.1 Enamel split < 250 µm
1. Demineralisation 2. Erosion or 3. Abrasion/abfraction but only preventive measures necessary (dentine not exposed)	13.3.2. Crack <250 µm; no adverse effects
12.4.1 Caries with cavitation	13.4.1. Major enamel split (gap >250 µm or dentine or base exposed).
12.4.2 Erosion in dentine 12.4.3. Abrasion/abfraction in dentine. Localised and accessible and can be repaired	13.4.2. Crack >250 µm (probe penetrates)
12.5. Deep secondary caries or exposed dentine that is not accessible for repair of restoration	13.5. Cusp or tooth fracture

FALHA DE RESTAURAÇÕES DE ARTE

> A principal razão relatada para o fracasso das restaurações ART de superfície única em dentes decíduos e permanentes é o deslocamento da restauração, que se deve a efeitos relacionados com o material ou com o operador.

> Remoção insuficiente de cáries

> Mistura inadequada de pó/líquido de ionómero de vidro

> Nível de humidade e temperatura

> Preenchimento incompleto da cavidade

> Contaminação com saliva e/ou sangue

> Condicionamento insuficiente ou inexistente da cavidade dentária limpa

> Nível de cooperação da criança

> Competência do operador

> A insuficiente resistência à fratura do ionómero de vidro é a principal razão para o fracasso das restaurações de múltiplas superfícies.

As taxas médias anuais de insucesso das restaurações ART de superfície única e de superfície múltipla em dentes decíduos durante os primeiros 2 anos foram de 3,5% e 19%, respetivamente.

As taxas médias anuais de insucesso das restaurações ART de superfície única utilizando ionómeros de vidro de alta viscosidade em dentes permanentes durante os primeiros 3 e 5 anos foram de 5,0% e 4,0%, respetivamente.

A taxa média anual de insucesso das restaurações ART de múltiplas superfícies utilizando ionómeros de vidro de alta viscosidade em dentes permanentes foi de 14% durante o primeiro ano.

ARTE EM ODONTOLOGIA DE CONSERVAÇÃO

O tratamento restaurador atraumático (ART) consiste na remoção de estruturas dentárias cariadas apenas com instrumentos manuais e na restauração da cavidade preparada com um material de preenchimento adesivo, atualmente um ionómero de vidro. O ionómero de vidro é também utilizado como material preventivo para selar fossas e fissuras adjacentes à restauração e para selar superfícies propensas a cáries de outros dentes. Esta modalidade de tratamento não requer equipamento elétrico e é consistente com o conceito moderno de cuidados de restauração de intervenção mínima. Para além disso, a administração de anestesia local raramente é necessária.

O conceito "medicina dentária minimamente invasiva" pode ser definido como a preservação máxima de estruturas dentárias saudáveis. Expressa uma excisão muito precisa do que tem de ser removido, sem causar qualquer dano ao tecido adjacente. Existem várias frases semelhantes que conduzem a mente para o mesmo objetivo, tais como medicina dentária de intervenção mínima, medicina dentária de conservação e tratamento restaurador atraumático (ART), para mencionar algumas.

A medicina dentária conservadora representa uma filosofia ultraconservadora que consiste em adiar a colocação da primeira restauração ou a substituição de restaurações até que seja observada evidência de cavitação ou falha definitiva ou até que seja altamente provável. Esta abordagem coloca a ênfase principal no diagnóstico exato de lesões cariosas; na monitorização da progressão, procura ou remineralização de lesões incipientes; na educação dos pacientes para os colocar numa situação de baixo risco de cárie e na verificação do protocolo de tratamento e do intervalo de rechamada de acordo com o risco estimado de iniciação ou progressão da cárie do paciente. Os dentes com lesões cavitadas são restaurados. As lesões não cavitadas em pacientes de alto risco são detidas através da redução dos níveis bacterianos e potencialmente remineralizadas através da aplicação de flúor e/ou clorexidina ou outros agentes bactericidas apropriados em intervalos específicos.

A aplicação bem sucedida dos princípios da odontologia conservadora deve levar à conservação máxima da estrutura dentária sã, ao uso mínimo de anestésicos, à dor mínima, a um risco reduzido de tratamento endodôntico e extração dentária e a um aumento do tempo médio de sobrevivência dos dentes afectados.

O tratamento restaurador atraumático baseia-se no tratamento de lesões cavitadas através da escavação de tecido cariado e da restauração do local com um material libertador de flúor relativamente insensível à técnica, como um ionómero de vidro altamente viscoso. O material deve ser colocado e fixado em áreas de tratamento que não disponham de eletricidade, equipamento de radiografia, peças de mão dentárias, lâmpadas de polimerização e seringas de ar-água.Em princípio, o tratamento restaurador atraumático deve produzir resultados semelhantes aos associados à medicina dentária conservadora, evitando a dor e a necessidade de injecções de anestésico local, intervenção cirúrgica mínima, conservação da estrutura dentária sólida, redução do risco de tratamento endodôntico subsequente e extração dentária e aumento do tempo de sobrevivência dos dentes afectados. Nas comunidades desfavorecidas dos países em desenvolvimento, bem como nas populações mal servidas das nações industrializadas, a medicina dentária operatória e a terapia endodôntica não são economicamente viáveis e a extração é a principal opção para o tratamento de dentes com lesões de cárie extensas.Em contraste, a medicina dentária de conservação centra-se em evitar ou atrasar a colocação da restauração inicial e as substituições subsequentes de restaurações. As filosofias da medicina dentária de conservação e do ART podem ser semelhantes no sentido em que a maior ênfase é colocada nos indivíduos com maior risco de progressão da cárie.Quando se consideram os benefícios e as desvantagens de um determinado tratamento da cárie, o tratamento em questão é normalmente comparado com as alternativas tradicionais para tratar a população sob as restrições económicas e de pessoal específicas em questão. Para a medicina dentária conservadora nos países industrializados, a colocação e substituição tardia de restaurações é comparada com o tratamento restaurador tradicional cirurgicamente invasivo. Assim, para dentes com lesões mínimas, é feita uma comparação entre colocar e não colocar a primeira restauração. Para o tratamento restaurador atraumático, a comparação é feita entre a restauração de dentes com lesões cavitadas Vs a extração dos dentes.

As diferenças nos critérios de sucesso entre a dentisteria conservadora e o ART são resumidas da seguinte forma

Dentisteria de conservação	**Tratamento Restaurador Atraumático**
Diagnóstico agudo da atividade de cárie	-
Avaliação exacta da atividade de cárie	-
Previsão exacta do risco de cárie	-
Prevenção da progressão da cárie	Prevenção da progressão da cárie
Prevenção do desenvolvimento de novas lesões	-
Atraso na colocação da primeira restauração	-
Atraso na substituição do restauro	-
Redução da dor/desconforto do tratamento	Redução da dor/desconforto do tratamento
Utilização mínima de anestesia local	Não utilização de anestésicos locais
Diminuição do medo	Diminuição do medo
Redução do risco de terapia endodôntica	-
Restauração da função	Restauração da função
Conservação do restauro	Conservação do restauro
Resistência ao desgaste aceitável	Resistência ao desgaste aceitável
Redução do potencial de extração dentária	Redução do potencial de extração dentária
Aumento do tempo de sobrevivência dos dentes afectados	Aumento do tempo de sobrevivência dos dentes afectados
Melhoria da qualidade de vida	Melhoria da qualidade de vida

A medicina dentária conservadora não se restringe apenas aos métodos ART, mas aplica-se a todos os níveis da prática dentária. Neste contexto, os princípios da medicina dentária conservadora podem ser resumidos através da modificação dos "Dez mandamentos da medicina dentária minimamente invasiva", propostos por Burnahl com base nos 10 mandamentos da medicina dentária minimamente invasiva desenvolvidos por Grigereit (1995). Os princípios da medicina dentária minimamente invasiva são resumidos da seguinte forma:

1. Seguir sempre a filosofia da medicina dentária minimamente invasiva.
2. Efetuar a menor quantidade de dentisteria necessária em qualquer situação.
3. Nunca remover mais estrutura dentária do que a absolutamente necessária para restaurar os dentes à sua condição coronal.
4. Utilizar sempre materiais dentários que conservem o máximo de estrutura dentária ao longo do tempo.
5. Utilizar apenas materiais dentários que tenham sido objeto de investigação pelas principais escolas de medicina dentária e instituições de investigação e que sejam recomendados pelos médicos dentistas mais experientes.
6. Utilizar apenas os materiais mais resistentes e duradouros para reduzir a necessidade de futuras reparações e substituições.
7. Manter as consultas dentárias tão curtas quanto possível para garantir um tratamento conservador.
8. Utilizar procedimentos dentários que minimizem o número de consultas necessárias.
9. Selecionar laboratórios dentários que utilizem materiais minimamente invasivos para a restauração de dentes.
10. Utilizar apenas materiais de restauração que não desgastem os dentes opostos mais do que o esmalte.

O ART cumpre os princípios da medicina dentária de conservação?

O ART trata da restauração de dentes com superfícies cavitadas. Estas áreas cavitadas não podem ser remineralizadas eficazmente. A medicina dentária conservadora estende-se desde a remineralização de lesões não cavitadas e o atraso da primeira restauração até à restauração de lesões cavitadas e à substituição de restaurações falhadas.

Na situação típica, o ART é considerado quando a opção de remineralização já foi perdida. Além disso, os dentes com grandes lesões cavitadas envolvendo cúspides destruídas não podem ser adequadamente restaurados com cimento de ionómero de vidro convencional. Além disso, o tamanho das cavidades escavadas é determinado pela opinião do clínico, quando já foi removido esmalte minado suficiente para permitir a inserção do escavador mais pequeno. Não existem dados sobre o efeito que este procedimento tem no tempo de sobrevivência da restauração e dos dentes tratados. A moldagem das margens da cavidade com machadinhas de lâmina reta é uma técnica rudimentar que pode, de facto, causar a fragmentação do esmalte sólido e um alargamento excessivo que pode levar, em alguns casos, à deslocação prematura do material de restauração.

No entanto, pode ser possível prolongar o tempo de sobrevivência de 93% de um ano, tal como referido por Phantumvanit et al. (1996), pelo menos por um ano, para igualar o tempo de sobrevivência das restaurações de amálgama de classe I. Em primeiro lugar, a técnica para a remoção do esmalte não suportado deve ser mais analisada e optimizada em relação à utilização de ionómeros de vidro convencionais, bem como de materiais de ionómero de vidro modificados por resina. A técnica de colocação e acabamento de materiais autopolimerizáveis sem a necessidade de acabamento com uma peça de mão e broca ou disco também deve ser mais estudada, uma vez que os tempos de sobrevivência devem ser significativamente aumentados com materiais à base de resina. Para situações em que a cárie progrediu perto da polpa, pode ser possível selar a cárie eficazmente, como demonstrado por Mertz-Fairhurst et al. (1998). No período intermédio, o condicionamento ácido e o revestimento das margens do esmalte com selante em indivíduos de alto risco pode aumentar ainda mais o tempo de sobrevivência das restaurações ART para estes indivíduos.

O ART tem o potencial de produzir 10 dos 18 resultados que são promovidos pela filosofia da medicina dentária conservadora. Uma vez que a maioria dos estudos sobre o ART foram realizados em populações de risco relativamente baixo com pontuações baixas no DMFT, o seu sucesso na prevenção da progressão da cárie secundária utilizando um ionómero de vidro altamente viscoso ou um material de ionómero de vidro convencional não pode ser determinado neste momento. Na maioria dos estudos relatados até à data, o risco de cárie de cada indivíduo não foi identificado. É evidente que o ART preserva a estrutura dentária, mas o processo de doença não é necessariamente controlado. Os materiais de ionómero de vidro disponíveis atualmente não irão parar a cárie em muitos casos, uma vez que a infeção bacteriana não é controlada. Além disso, a baixa resistência à fratura destes materiais irá reduzir a retenção e a resistência ao desgaste. Assim, os actuais materiais e métodos ART tendem a preencher cinco dos possíveis 10 critérios de sucesso associados à medicina dentária conservadora. Recomenda-se investigação adicional sobre a utilização de materiais mais duráveis - incluindo amálgama, compósito e ionómeros de vidro modificados por resina.

INTEGRAÇÃO DA ARTE NOS SERVIÇOS DE SAÚDE ORAL

- O sucesso da abordagem ART levou ao desenvolvimento do **Pacote Básico de Cuidados Orais** (BPOC).
- A ideia fundamental por detrás do conceito é que os cuidados orais prestados satisfazem as necessidades básicas e mais urgentes de qualquer população servida.
- O Pacote Básico de Cuidados Orais (BPOC), desenvolvido pelo Centro de Colaboração da OMS em Nijmegen (Países Baixos), descreve um pacote de actividades básicas de cuidados orais que podem ser prestadas no âmbito do Sistema de Cuidados de Saúde Primários.

Componentes do BPOC

1. **Tratamento Oral Urgente** (OUT) - Alívio da dor através da extração de dentes dolorosos não reparáveis

2. **Pastas de dentes com flúor a preços acessíveis** (AFT) - Prevenção de cáries através da escovagem dos dentes

3. **Tratamento Restaurador Atraumático (ART)** - Tratamento operatório e preventivo de cáries

CONCLUSÃO

O Tratamento Restaurador Atraumático é uma modalidade de prevenção e tratamento de cáries em comunidades. A ausência de cárie em dentes com restaurações ou selantes de tratamento restaurador atraumático indica que o tratamento restaurador atraumático é uma medida preventiva eficaz para a cárie, mesmo na presença de outros factores que podem contribuir para o desenvolvimento da cárie.

A introdução do Tratamento Restaurador Atraumático (ART), que é menos dispendioso, menos sofisticado e mais conservador dos dentes, oferece a oportunidade, mesmo em áreas remotas sem eletricidade, de realizar trabalhos de restauração simples. Remover o tecido dentário cariado apenas com instrumentos manuais e restaurar a cavidade com um material adesivo - isto é ART - conservará o máximo de estrutura dentária possível e evitará novas cáries.

Esta abordagem é um avanço para alcançar o objetivo de que todas as pessoas conservem o maior número possível de dentes: "Dentes para toda a vida".

BIBLIOGRAFIA

Anusavice K.J. Does ART have a place in preservative dentistry? Community Dent Oral Epidemiol 1999;27:442-8.

^ ART - Tratamento Restaurador Atraumático [Internet]. 2011 [citado 2016 Mar 22]. Disponível em: https://www.mah.se/CAPP/Oral-Health-Promotion/Bank-of-Ideas/ART---Atraumatic-Restorative-Treatment/

^ da Mata C, Allen PF, Cronin M, O'Mahony D, McKenna G, Woods N. Costeffectiveness of ART restorations in elderly adults: a randomized clinical trial. Community Dent Oral Epidemiol 2014;42(1):79-87.

^ de Amorim RG, Leal SC, Frencken JE. Sobrevivência de selantes e restaurações do tratamento restaurador atraumático (ART): uma meta-análise. Clin Oral Investig 2012;16(2):429-41.

^ Ericson D, Kidd E, McComb D, Mjor I, Noack MJ. Medicina dentária minimamente invasiva - conceitos e técnicas em cariologia. Oral Health Prev Dent 2003;1:59-72.

^ Farag A, van der Sanden WJM, Abdelwahab H, Frencken JE. Sobrevivência de restaurações ART avaliadas utilizando critérios seleccionados de restauração FDI e ART modificados. Clin Oral Investig 2011;15(3):409-15.

^ Frencken J E, Leal S, Navarro M F. Abordagem do tratamento restaurador atraumático (ART) ao longo de vinte e cinco anos: uma visão global. Clin Oral Invest 2012: 16; 1337-1346.

Frencken JE, Amerongen E van, Phantumvanit P, Songpaisan Y, Pilot T. Manual for the Atraumatic Restorative Treatment Approach to control Dental Caries. Países Baixos: Centro de Colaboração da OMS; 1997.

^ Frencken JE, Holmgren C e Helderman VP. Basic Package of Oral Care (BPOC). Nijmegen, Países Baixos: Centro de Colaboração da OMS para o Planeamento dos Cuidados de Saúde Oral e Cenários Futuros, Universidade de Nijmegen; 2002.

^ Frencken JE, Holmgren CJ. Quão eficaz é o ART na gestão da cárie dentária? Community Dent Oral Epidemiol 1999;27:423-430.

^ Frencken JE, Leal SC. A utilização correcta da abordagem ART. J Appl Oral Sci

2010;18(1):1-4.

Frencken JE, Makoni F, Sithole WD. Tratamento restaurador atraumático e selantes de ionómero de vidro num programa de saúde oral escolar no Zimbabué: Avaliação após 1 ano. Caries Res 1996;30(6):428-33.

^ Frencken JE, Matoni F, Sithole WD. Restauração ART e selantes de ionómero de vidro no Zimbabué sobrevivência após 3 anos. Community Dent Oral Epidemiol 1998;26:372-381.

^ Frencken JE, Pilot T, Songpaisan Y, Phantumvanit P. Tratamento Restaurador Atraumático (ART): Rationale, Technique, and Development (Fundamentação, Técnica e Desenvolvimento). J Public Health Dent. 1996;56(3):135-40.

Frencken JE, Songpaisan Y, Phantumvanit P, Pilot T. Uma técnica de tratamento restaurador atraumático (ART): avaliação após um ano. Int Dent J 1994;44(5):460-4.

^ Frencken JE, van Amerongen WE. A Abordagem do Tratamento Restaurador Atraumático. In: Fejerskov O, Kidd E, Editores. Dental Caries - The Disease and its Clinical Management (2nd Edition). Oxford: Blackwell Munksgaard; 2008. p. 427-42.

Frencken JE, van't Hof MA, Taifour D, Al-Zaher I. Eficácia da abordagem ART e da amálgama tradicional na restauração de cavidades de superfície única em dentes posteriores de dentições permanentes em crianças em idade escolar após 6,3 anos. Community Dent Oral Epidemiol 2007;35(3):207-14.

^ Frencken JE. Evolução da abordagem ART: destaques e realizações. J Appl Oral Sci 2009;17(SPE):78-83.

^ Holmgren CJ, Frencken JE. Painting the future of ART. Community Dent Oral Epidemiol 1999;27:449-453.

^ Holmgren CJ, Pilot T. Discussão do simpósio "Minimal Intervention Techniques for-Caries". J Public Health Dent 1996;56(3): 161-3.

Hurst D. The effectiveness of Atraumatic Restorative Treatment versus Conventional Restorative Treatment for permanent molars and premolars - A critical assessment of existing systematic reviews and report of a new systematic review. Universidade de Oxford; 2012. Disponível em: http://www.academia.edu/2378551

Lopez N, Simpser-Rafalin S, Berthold P. Atraumatic Restorative Treatment for

Prevention and Treatment of Caries in an Underserved Community (Tratamento Restaurador Atraumático para Prevenção e Tratamento de Cáries numa Comunidade Mal Servida). Am J Public Health 2005;95(8): 1338-9.

Marwah N. Livro de Texto de Odontopediatria. 3rd edition. Nova Deli: Jaypee Brothers Medical Publishers; 2014.

^ Mjor IA, Gordan VV. Uma revisão do tratamento restaurador atraumático (ART). Int Dent J. 1999 Jun 1;49(3):127-31.

Peter S. O Tratamento Restaurador Atraumático (ART). In: Peter S, Editor. Essentials of Preventive and Community Dentistry (3rd Edition). Nova Deli: Arya (Medi) Publishing House; 2003. p. 402-18.

^ Phantumvanit P, Songpaisan Y, Pilot T, Frencken JE. Tratamento restaurador atraumático (ART): um ensaio de campo comunitário de três anos na Tailândia - Sobrevivência de restaurações de uma superfície na dentição permanente. J Public Health Dent 1996;56(3 Spec No):141-5.

^ Schirrmeister JF, Huber K, Hellwig E, Hahn P. Avaliação de dois anos de um novo material de restauração em nanocerâmica. Clin Oral Investig 2006;10(3):181-6.

Shino H, Koizumi H, Hirata M, Ayano D, Matsumura H. Avaliação clínica de sete anos da restauração indireta feita com o compósito estenia. Int Chin J Dent 2009;9:39-43.

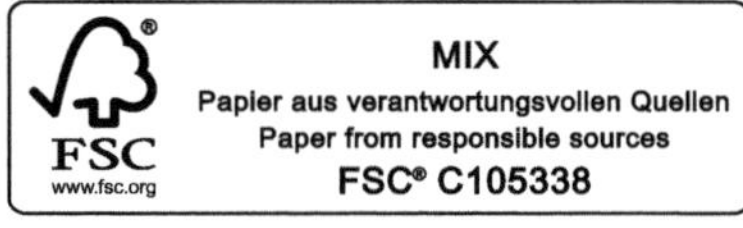

Printed by Books on Demand GmbH, Norderstedt / Germany